Publications du Moniteur des Sciences médicales et Pharmaceutiques.

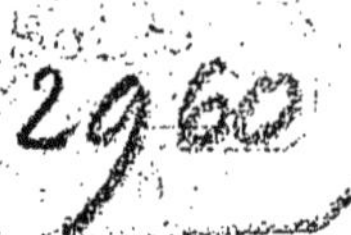

DES

TACHES DE LA CORNÉE

ET DES

MOYENS DE LES FAIRE DISPARAITRE

PAR

P.-L. DE BOURROUSSE DE LAFFORE,

Médecin en chef de l'hospice impérial des Quinze-Vingts.

PARIS

BUREAU DU MONITEUR DES SCIENCES MÉDICALES

ET PHARMACEUTIQUES.

1860

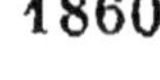

DES

TACHES DE LA CORNÉE

ET DES

MOYENS DE LES FAIRE DISPARAITRE

PAR

P.-L. DE BOURROUSSE DE LAFFORE,

Médecin en chef de l'hospice impérial des Quinze-Vingts.

PARIS
IMPRIMERIE DE A. HENRY NOBLET
30, rue du Bac

1860

DES TACHES DE LA CORNÉE

ET DES

MOYENS DE LES FAIRE DISPARAITRE.

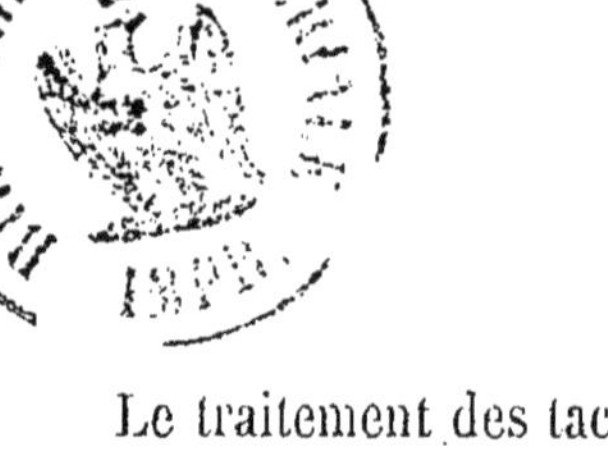

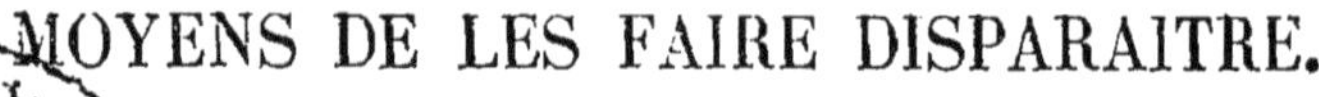

Le traitement des taches de la cornée, sur lequel on a beaucoup écrit, peut, je crois, être amélioré, car une infinité de ces taches, regardées comme étant au-dessus des ressources de l'art, guérissent sous l'influence d'une médication méthodique et soutenue.

J'ai rendu la vue à plusieurs aveugles qui avaient des taches profondes de la cornée, et dont les meilleurs oculistes déclaraient la cécité incurable.

Avant de me déterminer à écrire ce mémoire, j'ai voulu m'assurer que je ne m'en étais pas laissé imposer, soit par des guérisons trop peu nombreuses, soit par des faits mal ou incomplétement observés. Les résultats de mes expériences semblaient être si fort en contradiction avec certaines idées généralement admises, que je me défiais de mes succès. Aussi, depuis plusieurs années, ai-je continué en silence, mais sans relâche, mes recherches sur le traitement de cette grave maladie de l'œil. C'est aujourd'hui par centaines que je compte les guérisons de taches profondes et anciennes de la cornée.

En présence de ces faits nombreux et bien constatés, pourquoi différer cette publication ? J'ai recueilli un certain nombre de ces observations que je joins à ce mémoire. Je regrette de n'avoir pris note que d'une très-minime partie des guérisons de ce genre que j'ai obtenues. Quoi qu'il en soit, j'ai aujourd'hui la certitude qu'on peut guérir un très-grand nombre de taches anciennes et profondes de la cornée par des cautérisations fréquentes faites avec le crayon de nitrate d'argent, et que ces cautérisations, chez les enfants surtout, n'ont pas, lorsqu'elles sont pratiquées avec méthode, les inconvénients graves qu'en général les ophthalmologistes leur attribuent. En d'autres termes, je puis affirmer que, dans certains cas déterminés et indiqués dans ce travail, on parvient, en se servant de la pierre infernale, à rendre voyants des malades que la science jusqu'à ce jour condamnait à être aveugles toute leur vie.

Le meilleur moyen de travailler à faire sur ce point partager ma conviction par le corps médical, c'est de lui soumettre mes idées et d'appeler sur elles le jugement éclairé de l'Académie des sciences.

En conséquence, après avoir résumé ce que les auteurs ont écrit sur la pathologie et sur la thérapeutique des taches de la cornée, je ferai connaître la médication dont j'ai fait usage pour combattre certains cas graves de cette maladie, et les heureux avantages que j'ai retirés de son emploi.

Définition. — On nomme tache de la cornée une opacité plus ou moins blanche, occupant une étendue variable de la surface ou de l'épaisseur de la cornée et étant le résultat d'une inflammation soit aiguë, soit chronique, ou d'une solution de continuité de cette membrane de l'œil.

On donne plus spécialement le nom de suffusion à cet obscurcissement de la cornée qui existe avec la kératite aiguë, et qui augmente et disparaît avec cette inflammation dont il n'est qu'un symptôme mobile et variable ; tandis que la tache proprement dite est une opacité permanente et stationnaire qui se forme dans la période de déclin de la kératite et persiste comme produit morbide après la disparition de cette maladie.

Espèces. — Les taches de la cornée diffèrent donc entre elles par leur étendue, leur couleur, leur texture et leur mode de formation. Aussi les ophthalmologistes ont-ils admis un grand nombre de variétés de taches cornéennes, dont ils ont fait d'abord deux grandes divisions :

1° Celles qui sont de formation récente, souvent vascularisées, et présentent un travail à la fois de sécrétion et de résorption.

2° Celles qui, datant de loin, et généralement dépourvues de vaisseaux, sont constituées par une matière concrète, définitivement organisée, sorte de produit froid (Ribéri), non susceptible d'être résorbé.

Après cette division, fondée sur les propriétés vitales des tissus, ils en ont fait une basée sur la profondeur à laquelle la tache pénètre dans l'épaisseur de la cornée, et sur les altérations de texture de cette membrane, qui compliquent l'opacité. Ainsi, quand la tache a son siége dans la couche externe ou le feuillet conjonctival de la cornée, c'est la *taie*, le *néphélion*, *nubécule* ou *nuage ;* quand elle envahit les couches superficielles et moyennes de la cornée, c'est l'*albugo*, et lorsqu'elle comprend toute l'épaisseur de la cornée, c'est le *leucome.*

Ces divisions, selon l'épaisseur, fondées sur l'anatomie et peu faciles à justifier à ce point de vue, ne sont pas admises par tous les ophthalmologistes. M. Mackenzie, par exemple, place le siége du nuage à différentes profondeurs de la cornée, et il pense que le plus souvent le siége de l'albugo est presque au-dessous ou dans les mailles de la conjonctive.

Je crois que dans cette classification il a été plus tenu compte des qualités physiques des taches et des altérations de texture de la cornée, que des diverses couches dont se compose cette membrane de l'œil. En effet, le néphélion ou nuage est une tache blanchâtre, légère, qui ne détruit pas complétement l'exercice de la vision ; l'albugo est une tache plus blanche, plus opaque, interceptant absolument les rayons lumineux ; le leucome n'est pas seulement, comme l'albugo, une tache tout à fait opaque, c'est une profonde altération de texture de la cornée qui, en ce point, est inégale, rugueuse, épaisse, saillante, et, dans beaucoup de cas, adhérente à l'iris.

M. de Walther, de Munich, M. Mackenzie, de Glascow, M. Mirault, d'Angers, et beaucoup d'autres ophthalmologistes admettent que les taches de la cornée sont des produits d'une exsudation inflammatoire, d'un dépôt de sérum ou de lymphe plastique, soit entre la conjonctive et la cornée, soit entre les diverses lames de cette dernière membrane; et, suivant eux, les différences qui existent entre ces taches tiendraient surtout à l'épaisseur plus ou moins grande de cette couche de matière infiltrée ou coagulée. « Les opacités ou taches de la cornée, dit M. Mackenzie (1), se distinguent par des noms différents, suivant le degré d'intensité qu'elles présentent et la cause qui y a donné naissance. »

A. — **Taches superficielles.**

(*Taie, Nuage, Néphélion, Nebula, Nebulositas, Nubécule.*)

Le nuage constitue le degré le plus léger, dit le même auteur. C'est une opacité simulant une couche de fumée, « d'un blanc bleuâtre ou grisâtre, ordinairement uniforme, dit M. Desmarres (2), sauf vers la circonférence, où la teinte morbide se fond insensiblement avec la cou-

(1) *Traité prat. des maladies de l'œil*, t. II, p. 148 et suivante.

(2) *Traité théor. et prat. des maladies des yeux*, t. II, p. 330.

eur normale de la cornée ; quelquefois le centre de ces taches est un peu plus opaque que le reste de leur étendue. »

Cette plaque blanchâtre, d'une opacité variable, recouvre une partie plus ou moins grande de la cornée et gêne la vision quand elle occupe le champ pupillaire, surtout pour les objets éloignés, mais ne l'abolit pas. « Le malade, dit M. Desmarres (1), voit à travers une sorte de gaze d'une épaisseur variable. » On aperçoit l'iris à travers le nuage, et quand on regarde, l'œil de côté, on distingue facilement le nubécule de l'ulcère superficiel dont le centre est déprimé, et la circonférence présente quelques vaisseaux rouges.

B. — **Taches moyennes.**

(Albugo.)

L'albugo (*albus,* blanc) est une tache de la cornée plus marquée, plus opaque et plus épaisse que la taie ou nuage. Elle est blanche ou d'un blanc jaunâtre et comme laiteuse. Elle peut être seule ou bien exister avec plusieurs autres taches du même genre ou plus légères, disséminées sur les divers points de la cornée. Quand elle occupe le champ de la pupille, la vue est complétement abolie. Si l'albugo ne masque qu'une partie de cette ouverture, il peut, comme le nuage et le leucome, produire le strabisme.

La surface de l'albugo est quelquefois lisse et transparente, le mal n'occupant que les couches moyennes de la cornée, comme cela arrive dans les cas d'abcès dont la matière s'est organisée ; le plus souvent, au contraire, l'albugo, ayant succédé à une excavation ulcéreuse et envahi les couches superficielles et moyennes, a une surface inégale, crayeuse, et qui fait quelquefois saillie sur le reste de la cornée. On pourrait, comme l'ont fait Beer et Schmitt, prendre cette variété pour une cicatrice.

« Quelquefois, dit M. Mackenzie (2), l'albugo est traversé de nombreux vaisseaux rouges provenant de la conjonctive ; quand il en est ainsi, il est très-opiniâtre et très-porté à s'étendre en travers de la cornée. Il est toujours un peu élevé au-dessus du niveau de celle-ci, et parfois il forme une saillie très-prononcée. La conjonctive de la cornée au-dessous de laquelle rampent les vaisseaux, est fort épaissie. Dans quelques cas, ces vaisseaux sont si nombreux, qu'ils font paraître l'al-

(1) *Loc. cit.*, p. 330 et 331.

(2) *Loc. cit.*, p. 149.

bugo rouge, avec des points blancs dans l'intervalle des vaisseaux. On remarque cette variété d'albugo chez les adultes scrofuleux et quelquefois chez les enfants. Lorsque les vaisseaux qui se rendent à l'albugo s'affaissent et disparaissent, il y a lieu de croire que l'albugo cessera de s'étendre, mais il est rare qu'il disparaisse complétement. Il est quelquefois détruit par une ulcération spontanée. »

C. — **Taches profondes.**

(*Leucome.*)

Le leucome (de *leuchos*, blanc) est de toutes les taches de la cornée la plus épaisse. Les Grecs se servaient du mot *leuchos* pour désigner indistinctement toute espèce de tache blanche de la cornée. Les Latins l'ont traduit par *albugo*. Certains auteurs modernes, Scarpa entre autres, se sont servis du mot leucome pour désigner les taches anciennes et indélébiles de la cornée, donnant aux taches récentes et guérissables le nom d'albugo. Aujourd'hui, pour les ophthalmologistes, le leucome n'est pas, comme l'albugo, seulement une simple opacité de la cornée, c'est un changement d'épaisseur, de consistance, de vitalité et de texture de cette membrane, dont la surface à l'endroit de la tache est plus rugueuse, plus dure au toucher, plus élevée au-dessus de son niveau ordinaire que dans l'albugo. Le leucome est difficile à inciser, il éprouve fréquemment la fonte purulente par suite d'une lésion traumatique quelconque.

« Les inégalités de sa surface, dit M. Velpeau (1), les germes d'irritation qui s'y maintiennent assez souvent, font qu'il n'est pas rare d'en voir partir des rayons vasculaires d'un certain volume ; mais presque toujours ces vaisseaux rampent dans l'épaisseur même de la cornée, et vont s'anastomoser avec ceux du plan profond dont j'ai parlé dans la kératite. »

« Il n'est pas toujours facile de reconnaître, sur le vivant, écrit M. Desmarres (2), si l'on a affaire à l'albugo ou au leucome, surtout quand la tache est de peu d'étendue et qu'il n'y a point d'adhérence entre l'iris et la cornée : la dissection seule peut souvent éclairer le médecin sur ce fait ; mais on comprend combien peu d'intérêt mérite ici cette recherche. »

« Lorsqu'on ne connaît pas l'histoire de la maladie, dit M. Macken-

(1) *Dict. de méd.; rép. gén. des sciences méd.*, t. IX, p. 108.
(2) *Loc. cit.*, p. 332.

zie (1), il se peut qu'on ne puisse distinguer un albugo d'un leucome ; en général, le leucome offre un aspect contracté et circonscrit ; l'albugo est plus diffus. L'albugo est rarement déprimé à son centre, tandis que le leucome l'est souvent, et de plus est compliqué d'adhérence partielle de l'iris à la cornée. »

Les variétés de leucome admises par les anciens oculistes pour différencier les divers degrés d'opacité n'ont pas été conservées.

Le leucome est habituellement une cicatrice qui résulte d'un abcès, d'une ulcération profonde, enfin d'une suppuration étendue et prolongée de la cornée. Il peut être, suivant M. Rognetta (2), « un albugo ancien terminé par induration. Le leucome dépendant de cicatrice, ajoute cet auteur, offre ordinairement une surface circonscrite et un peu ombiliquée, et s'accompagne souvent de l'adhérence de l'iris à la cornée, tandis que l'albugo induré est convexe et brillant et plus ou moins diffus. »

La tache du leucome peut donc être opaque et avoir la forme irrégulière d'une cicatrice, ou bien être brillante, perlée, et plus ou moins analogue à la surface interne des coquilles d'huîtres.

« M. Weller, dit M. le professeur Velpeau (3), prétend que dans le leucome brillant ou nacré, il y a constamment ou à peu près constamment synéchie antérieure. C'est une assertion que je crois inexacte, car j'ai vu la synéchie avec un leucome complétement terne et elle manquait dans deux des leucomes brillants que j'ai observés. On conçoit, du reste, d'après ce qui précède, que la synéchie doit coïncider bien plus fréquemment avec le leucome qu'avec l'albugo. »

Quand le leucome se complique d'adhérence de l'iris et par suite de la déformation ou de la disparition complète de la pupille, ce que l'on peut constater toutes les fois que la tache n'a pas envahi la totalité de a cornée, il présente fréquemment çà et là quelques éminences plus ou moins élevées qui sont des traces de perforations multiples recouvertes par de fausses membranes à travers lesquelles on distingue souvent la couleur noire de l'iris, qu'elles masquent et qu'elles retiennent.

Indépendamment de ces trois ordres de taches, la cornée peut présenter des taches métalliques, des taches osseuses, ou le cercle sénile.

(1) *Loc. cit.*, p. 150.

(2) *Traité phil. et clin. d'ophth.*, p. 426, in-8°, 1844.

(3) *Loc. cit.*, p. 108.

D. — Taches métalliques.

Ce sont des dépôts de sel insoluble recouverts d'une fausse membrane et ordinairement produits par l'usage de collyres contenant un sel métallique, zinc, plomb, etc., dans les cas d'ulcérations de la cornée. Blancs et déprimés quand ils sont récents, jaunâtres et saillants lorsqu'ils sont anciens, ces dépôts métalliques disparaissent ordinairement par absorption au bout de quelques mois. Dans certains cas, ils sont le point de départ des kératites suppuratives, qui chassent le corps étranger et laissent après elles une cicatrice solide.

E. — Taches osseuses.

Les ossifications de la cornée, dont MM. Wardrop, de Walther, Clémens, Travers et Bowman ont cité des exemples, sont fort rares et se rencontrent d'ordinaire dans les cas d'atrophie complète de l'œil. « C'est sur la face externe de la membrane de l'humeur aqueuse qu'elles se voient le plus ordinairement, » dit M. Velpeau (1).

F. — Arc ou cercle sénile.

(Gérontoxon.)

« De même que les taches métalliques et osseuses, dit M. Desmarres (2), cette tache ne présente aucun rapport avec les opacités proprement dites de la cornée. L'arc sénile n'est point une maladie, car il ne trouble en rien les fonctions de l'organe de la vision. C'est une espèce d'atrophie, de marasme sénile, qui amène à la fois l'opacité et l'adhérence des lamelles de la cornée. »

Le gérontoxon est un anneau opaque, grisâtre, placé à 2 millimètres de la circonférence de la cornée, qui reste transparente de chaque côté de la ligne opaque. Il est composé de deux demi-cercles, dont le supérieur apparaît le premier, qui finissent par se réunir et former un anneau complet. N'ayant que trois ou quatre millimètres de large, cet anneau ne couvre pas le centre de la cornée, et, par suite, n'obscurcit pas la vision. On l'observe le plus communément sur les vieillards; cependant on l'a vu sur des jeunes gens et même sur des enfants.

Etiologie. — Causes prédisposantes. — Les enfants, surtout quand ils sont faibles et scrofuleux, sont plus prédisposés que les autres

(1) *Loc. cit.*, p. 112.
(2) *Loc. cit.* p. 335.

personnes aux taches de la cornée. « La fréquence de la kératite dans l'enfance, et la spongiosité vasculaire de la cornée à cet âge rendent raison de ce fait, » dit M. Rognetta (1). L'ophthalmie entretenue par le trichiasis, l'entropion, les granulations de la cornée, les maladies de l'œil opposé, sont autant de causes prédisposantes des taches de la cornée, qui quelquefois sont congéniales.

Causes occasionnelles. — La kératite, aiguë ou chronique, produit toutes les taches de la cornée, même celles qui se sont montrées sans rougeur apparente de l'œil, comme on le voit quelquefois chez les enfants scrofuleux. « Il n'existe point de taches de la cornée sans kératite, » dit M. de Walther (2). Tout ce qui fait naître la kératite, les ophthalmies purulentes ou non, les lésions traumatiques, piqûres et coupures de la cornée, la congestion de l'œil, etc., peut être une cause des taches de la cornée. Selon M. Mackenzie (3), « la cause ordinaire de l'albugo est une phlycténule sur la cornée, qui a guéri sans se rompre. » — « La kératite, les abcès, les ulcères en sont la cause ordinaire, » dit M. Velpeau (4).

Pronostic. — Toutes les taches de la cornée ne sont pas également graves. Celles qui sont récentes et dépendantes d'un état inflammatoire encore existant, disparaissent souvent avec la maladie qui leur a donné naissance. L'opacité superficielle, ou nuage, s'efface à la longue, surtout chez les enfants non scrofuleux, sous l'influence des divers traitements qu'on lui oppose. Mais, s'il est des taches guérissables, il en est aussi qui sont regardées comme incurables. Voici comment les auteurs s'expriment à l'égard de ces dernières : « Lorsque l'albugo est confirmé, dit de Wenzel (5), on ne peut guère s'attendre qu'il se dissipera ; mais on pourra arrêter ses progrès lorsqu'il ne sera que commençant... Si celui-ci (l'albugo) est complet, et nullement accompagné d'inflammation, il faut l'abandonner, comme n'étant point susceptible d'être guéri par les secours de l'art. C'est une cure que la nature seule peut opérer. » Demours s'exprime ainsi (6) : « Une cicatrice ne pouvant pas plus être effacée sur la cornée que sur toute autre partie, le leucoma

(1) *Loc. cit.*, p. 428.

(2) *Mémoire sur les taches de la cornée. Annal. d'ocul.*, t. XV, p. 140 et suiv.

(3) *Loc. cit.*, p. 148.

(4) *Loc. cit.*, p. 108.

(5) *Manuel de l'oculiste*, t. I, p. 18.

(6) *Précis théor. et prat. sur les maladies des yeux*, vol. in-8°, p. 315.

est incurable, et il présente, pour le reste de la vie du sujet, une tache plus ou moins opaque. »

« La guérison des taches anciennes de la cornée, dit M. Velpeau (1), est on ne peut plus difficile...Les plus épaisses ne s'éclaircissent presque jamais... La thérapeutique des taches de la cornée, dit encore M. Velpeau (2), a beaucoup occupé les auteurs. C'est encore ici une de ces affections contre lesquelles on a tout essayé; cependant, je dois le dire, malgré une foule de moyens que la chirurgie possède, M. Velpeau pense qu'il n'y en a aucun qui mérite une véritable confiance contre des taches profondes et anciennes. Celles qui sont légères et récentes peuvent *seules* être attaquées avec chance de succès. »

« Les moyens thérapeutiques indiqués contre l'albugo sont d'ailleurs en tout applicables au leucome et offrent aussi peu de chances de succès dans l'un que dans l'autre cas. » — P. Jolly (3).

M. Malgaigne a écrit (4) : « Lorsque les taches de la cornée datent de longues années, et qu'elles ont résisté à toutes les applications médicamenteuses, la chirurgie a confessé jusqu'ici son impuissance. »

« On sait, dit M. Cunier (5), l'opiniâtreté des taches qui persistent après l'inflammation qui leur a donné naissance. Le nombre prodigieux de topiques proposés pour les combattre donne bien la mesure de leur résistance. »

« Il n'y a rien à faire contre les opacités séniles ni contre les leucomas anciens et bien organisés, disent MM. Denonvilliers et Gosselin (6). On ne peut espérer quelque chose de l'intervention de l'art que dans les cas où l'opacité est récente, dans ceux où elle est circonscrite et peu profonde et dans ceux où elle paraît entretenue par des vaisseaux anormaux. »

Aujourd'hui donc, les ophthalmologistes déclarent ne pouvoir guérir les taches de la cornée que dans les cas où le mal est récent ou peu profond; lorsque les taches sont anciennes et épaisses, comme cela a lieu dans l'albugo ou le leucome, elles sont, disent-ils, incurables, ou à peu près, puisqu'elles « *ne s'éclaircissent presque jamais.* »

(1) *Loc. cit.*, p. 110.

(2) *Manuel prat. des maladies des yeux.* Leçons clin. faites à l'hôp. de la Charité. G. Jeanselme, p. 251.

(3) *Dict. de méd. et de chir. prat.*, t. II, p. 99.

(4) *Journ. de chir.*, t. II, p. 99.

(5) *Annal. d'ocul.*, t. XV, p. 140.

(6) *Traité théor. et prat. des maladies des yeux*, vol. in-12, p. 581.

Traitement. — Voici d'abord comment on combat aujourd'hui les opacités de la cornée ; je dirai ensuite en quoi je voudrais modifier ce traitement généralement employé.

Dans le cas de taches récentes, après avoir combattu par les antiphlogistiques et les purgatifs l'ophthalmie qui a produit et qui entretient l'opacité, on emploie les astringents dès que l'inflammation est éteinte. Ainsi, on prescrit les collyres au laudanum, aux sulfates de zinc, de cuivre, de cadmium, au nitrate d'argent ; les collyres secs avec le calomel, le sulfate de zinc, la rhubarbe, la tuthie, le sucre candi ; les pommades de Régent, de Desault (de Lyon), de madame la duchesse de Montébello, ou composées avec le borax, le nitrate d'argent, le sous-acétate de plomb, le zinc, etc ; les bains de l'œil avec l'eau de Balaruc, ou l'eau de mer, recommandés par Demours ; les vésicatoires aux tempes, à la nuque, ou sur les paupières ; le séton à la nuque, les moxas, etc. On expose la tache aux vapeurs d'acide hydrocyanique.

« L'électricité, le galvanisme et la galvanoponcture, dit M. Mackenzie (1), ont été employés depuis longtemps par un certain nombre de médecins, et avec des chances différentes de succès, contre les opacités de la cornée. ».

MM. Usiglio, de Corfou, Willebrand, d'Helsingfort, Turck, de Glascow, Quadry, de Naples, ont guéri des albugos non vasculaires pas de leucomes) par ce moyen, que M. Mackenzie « a employé plusieurs fois sans en rien obtenir. »

Quant aux substances conseillées par Maître-Jean et les auteurs anciens, remèdes prétendus *âcres* et *volatils*, tels que les fiels de brochet, de carpe, de barbeau, d'anguille ou autres poissons ; ceux de brebis, d'oiseaux de proie, de perdrix ou autres ; les différentes résines, *la suie humide de drapeau ou de papier*, *l'huile de gayac ou celle de buys*, les diverses liqueurs composées avec la myrrhe, le camphre, *le vitriol blanc*, le sucre de fenouil, etc., ils sont généralement abandonnés.

Si la tache est entretenue par un faisceau vasculaire, on coupe les vaisseaux au moyen de ciseaux, ou on les oblitère par la cautérisation avec le nitrate d'argent. On donne à l'intérieur de l'iodure de potassium ou de l'huile de foie de morue.

Lorsque le traitement médical ne réussit pas, on peut avoir recours à l'une des opérations suivantes :

1° *Les scarifications.* — Ces ponctions ou incisions, faites au

(1) *Loc. cit.*

centre de la tache, recommandées par Weller, Demours, par MM. Holscher, Desmarres, etc., surtout pour les taches leucomateuses centrales entourées d'épanchements interlamellaires, de formation récente, ne peuvent rien contre les taches anciennes et profondes.

2° *Le séton* à travers la tache. — Il est abandonné aujourd'hui parce que l'application en est difficile, douloureuse et dangereuse, la fonte de la cornée pouvant en être la conséquence.

3° *L'excision de la partie opaque et ensuite la réunion par suture.* — Moyen conseillé par Dieffenbach et employé jusqu'ici par lui seul.

4° *L'abrasion.* — Cette opération, qui consiste à enlever les couches superficielles de la cornée, était autrefois très-répandue et souvent exécutée par les oculistes ambulants. Elle a été blâmée par Scarpa, Saint-Yves, Pellier, Demours et autres, parce qu'elle expose au retour de l'inflammation et donne habituellement lieu à une cicatrice aussi opaque que la tache primitive. Récemment tentée de nouveau en Allemagne par Rosas, en Angleterre par Gulz, et en France par M. Malgaigne, cette opération, qui ne convient d'ailleurs qu'aux opacités centrales occupant les couches superficielles de la cornée, est fort périlleuse et ne réussit que très-rarement. On ne l'emploie guère plus que pour les taches métalliques.

5° *La kératoplastie,* c'est-à-dire remplacer la cornée malade par celle d'un animal vivant. — Cette opération ne réussit jamais, parce que la transparence de la membrane greffée ne se maintient pas. Quant à remplacer la membrane opaque par une cornée en verre, en corne ou en écaille, comme en avaient eu l'idée quelques chirurgiens du dernier siècle, on y a depuis longtemps renoncé ; et le verre en forme de bouton de chemise, employé par le docteur Nussbaum pour remplir la boutonnière faite à la cornée devenue opaque, est, dit le docteur Pauli, de Landeau, « une opération infructueuse, accompagnée de longues douleurs et parfois si dangereuse qu'elle doit être pour toujours rayée du nombre des opérations qu'on peut tenter avec quelque chance de succès chez l'homme. »

6° *Pupille artificielle.* — « Une dernière opération à laquelle on peut songer dans les opacités incurables qui empêchent la vision, est celle de la pupille artificielle, » disent MM. Denonvilliers et Gosselin (1) ; mais l'opération dans ce cas est toujours fort dangereuse ; elle ne peut,

(1) *Loc. cit.* p. 585.

d'ailleurs, être faite lorsque l'opacité envahit la totalité de la membrane.

Tels sont, à peu près, les moyens médicaux et chirurgicaux dont la science dispose pour combattre les opacités de la cornée. Ces remèdes sont tellement insuffisants, qu'on regarde généralement comme incurables les taches anciennes et un peu épaisses de cette membrane. Les ophthalmologistes préfèrent, aujourd'hui, attendre du temps la guérison presque inespérée de ces taches, que d'essayer de les faire disparaître par des opérations toujours périlleuses et trop souvent inutiles. Aussi, est-on fréquemment consulté pour des taches anciennes de la cornée regardées par les meilleurs oculistes comme étant au-dessus des ressources de l'art, et dont plusieurs sont cependant parfaitement guérissables. Un assez grand nombre de ces malades ainsi abandonnés aux soins de la nature, et qui recouvreraient la vue sous l'influence du traitement que je propose, restent aveugles toute leur vie.

Exposé de mes recherches.

Au début de ma pratique médicale, j'avais guéri, par des cautérisations avec le crayon de nitrate d'argent, plusieurs cas d'albugo datant de trois ou quatre années. J'étais alors en province ; je ne publiai pas ces observations.

Depuis sept ans que je fais de la clientèle à Paris, j'ai fait disparaître, par la même méthode, un très-grand nombre de taches anciennes et plus ou moins épaisses de la cornée. Dans ces quatre dernières années surtout, faisant à la consultation de l'hospice des Quinze-Vingts l'application de ce traitement sur une vaste échelle, j'ai pu en constater fréquemment la parfaite efficacité. Mais, pour obtenir de bons résultats de ce moyen thérapeutique, il faut l'employer *convenablement*, c'est-à-dire dans certains cas et à des époques déterminées. En effet, plusieurs taches de la cornée ne doivent pas être touchées avec le crayon de nitrate d'argent, et d'autres ne peuvent, sans danger, être cautérisées au moyen de la pierre infernale qu'à certaines périodes de leur existence. Faute d'avoir reconnu ces cas et ces périodes, quelques praticiens ont occasionné des accidents par ces cautérisations ; aussi les ont-ils blâmées ou complétement proscrites. Les moins timorés ont conseillé de ne les faire qu'avec une extrême réserve. Comment, avec de pareilles craintes, oser cautériser, ainsi que je l'ai fait souvent, 2 ou 300 fois la même tache de la cornée. J'ai cependant, et je vais en rapporter quelques observations, cent exemples de guérisons complètes d'albugo ancien, qui n'ont été obtenues qu'après un pareil nombre de cautérisations. Toute la question consiste donc à savoir distinguer les cas et pousser assez loin l'emploi méthodique du traitement. Les faits nombreux que j'ai observés, et dont quelques-uns sont consignés dans ce mémoire, prouvent que dans ces conditions il est souvent efficace et toujours sans danger.

Des différentes espèces de taches de la cornée.

Les taches de la cornée peuvent, au point de vue thérapeutique, se présenter dans l'une des trois conditions suivantes :

1° Elles sont le symptôme objectif de la kératite aiguë, superficielle : ponctuée, pustuleuse, ulcéreuse ; ou interstitielle ; ou profonde, dite séreuse ; ou de la kératite en fusée, ou traumatique : piqûres, coupures de la cornée ; ou d'abcès plus ou moins profonds de cette membrane. Ces taches sont une suffusion, un dépôt récent de matériaux plastiques produits par l'inflammation de la cornée, et disparaissant, en général, avec l'état inflammatoire qui les a fait naître. Dans quelques cas, cependant, ces taches persistent après la disparition de la maladie aiguë dont elles étaient le symptôme, et forment ces opacités permanentes qui constituent les taches proprement dites. Pour faire disparaître ces suffusions ou opacités, il faut guérir les maladies aiguës qui leur ont donné naissance. Je ne puis ici, sans sortir de mon sujet, aborder la description de ces divers traitements, que l'on trouve, d'ailleurs, dans tous les ouvrages modernes d'oculistique. Je dirai seulement qu'on ne doit pas toucher ces sortes de taches avec le crayon de nitrate d'argent.

2° Elles sont produites par des inflammations *chroniques* : kératite chronique survenant chez des sujets jeunes et scrofuleux, compliquée de granulations des paupières ou de vaisseaux anormaux développés à la surface ou dans l'épaisseur de la cornée, ou *spéciales* : kératite aiguë produite par l'ophthalmie purulente.

Dans le premier cas, il faut, pendant qu'on donne des toniques, houblon, vin de quinquina, huile de foie de morue, iodure de potassium, bon régime, employer les collyres astringents au sulfate de zinc, nitrate d'argent, cautériser tous les jours les granulations avec le sulfate de cuivre, et trois fois par semaine les taches de la cornée avec le crayon de nitrate d'argent. Ces cautérisations avec la pierre infernale font disparaître la photophobie et le trouble visuel que l'on observe chez les enfants scrofuleux atteints de kératite chronique vasculaire. S'il existe des ulcérations sur la cornée, il faut les toucher tous les jours avec le crayon de sulfate de cuivre, et, dès qu'elles ont disparu, on combat la conjonctivite chronique et la kératite vasculaire avec le crayon de nitrate d'argent. J'ai guéri par ce moyen des enfants qui, depuis plusieurs années, ne voyaient plus assez pour se conduire, et avaient des taches profondes de la cornée, traversées par des vaisseaux nombreux développés dans cette membrane. Si ces vaisseaux anormaux résistent un ou deux mois aux cautérisations de nitrate d'argent, il faut les diviser dans le point où ils pénètrent dans la cornée, et un instant après porter dans la section la pointe du caustique lunaire. On voit alors ces vaisseaux diminuer de volume et la tache disparaître après quelques cautérisations. Il faut continuer le traitement jusqu'à ce que les granulations aient disparu et que les vaisseaux anormaux se soient oblitérés; sans quoi la tache se reproduirait. Les vaisseaux profonds de la cornée ne peuvent être excisés, et Wardrop a proposé dans ce cas d'inciser cette membrane comme dans l'opération de la cataracte par extraction; mais cette incision expose à des accidents inflammatoires; elle ne pourrait, d'ailleurs, être faite avec succès que si les vaisseaux, au lieu d'entourer circulairement la cornée, occupaient seulement une partie de la circonférence de la membrane; sans quoi ils se rétabliraient par les anastomoses. Des cautérisations fréquentes avec la pierre infernale peuvent, en modifiant la vitalité des tissus touchés, amener l'atrophie de ces vaisseaux profonds, sans exposer les malades aux accidents produits par l'incision de la cornée. Il suffit pour cela de surveiller avec soin l'action de ces cautérisations.

Dans le second cas, on combat immédiatement l'ophthalmie purulente en touchant tous les jours avec le crayon de nitrate d'argent la conjonctive tuméfiée. Ces cautérisations, faites sur toute la surface de la conjonctive palpébrale, diminuent bientôt le gonflement énorme des paupières, ce qui permet alors d'apercevoir, entre les deux bourrelets qu'elles forment, la cornée, qui souvent est blanche, opaque, affaissée et comme flétrie. Sous l'influence des cautérisations, bientôt la cornée reprend sa forme convexe et plus tard sa transparence. Ces cautérisations suffisent d'ordinaire pour dégonfler les paupières et arrêter la sécrétion du pus. Les collyres astringents et les scarifications sont dans ce cas des moyens accessoires; le crayon de nitrate d'argent est le principal. Modifier l'état maladif des paupières et soustraire la cornée au contact du pus sont les deux indications qu'il est le plus urgent de remplir; or, on obtient ce double résultat plus promptement avec la pierre infernale qu'avec tout autre moyen. Des cautérisations faites dans les premiers jours d'une ophthalmie purulente dégonflent les paupières et préservent la cornée qui reste transparente, tandis que, si l'on se contente d'employer des lotions, des collyres, des scarifications, le mal de la conjonctive persiste, il est constamment en contact avec la cornée, à laquelle il ne tarde pas à se communiquer ; de là les désordres qui surviennent dans cette membrane : albugo, leucome, ulcération, staphylôme, perforation, fonte de l'œil, et qui font ces aveugles dits de naissance, quoique presque tous ces malheureux soient nés avec des yeux parfaitement sains. Combien de ces aveugles n'auraient pas perdu la vue si des cautérisations avec le crayon de nitrate d'argent leur avaient été faites au début de leur maladie. Deux ou trois jours suffisent pour que l'ophthalmie purulente produise dans la cornée des désordres irréparables. Il faut donc se hâter et toucher une ou deux fois par jour la conjonctive avec le crayon de nitrate d'argent, dont on mitige la brûlure par un peu d'eau salée. C'est le meilleur moyen d'éviter la formation d'un chémosis et d'arrêter les progrès de l'ophthalmie purulente qui détruit les yeux de tant d'enfants dans les premiers jours ou dans les premières semaines de leur existence. Non-seulement ces cautérisations préservent la cornée en guérissant avec promptitude l'ophthalmie purulente qui produit sans retard les opacités de cette membrane de l'œil, mais elles font même disparaître les taches cornéennes déterminées par l'ophthalmie. On ne doit donc pas, dans les cas de large albugo ou leucome produits par l'ophthalmie purulente des nouveau-nés, croire, comme le font certains praticiens, à une cécité incurable ; il faut, au contraire, savoir que des cautérisations faites pendant plusieurs mois, avec le crayon de nitrate d'argent, éclairciront ces taches, datant même de plusieurs années, et rendront la vue à ces jeunes aveugles. J'ai des faits nombreux qui prouvent cette vérité ; on en trouvera plusieurs observations rapportées dans ce mémoire.

3° Elles sont un produit froid, non enflammé, ayant depuis plus ou moins de temps succédé à des inflammations aiguës ou chroniques de la cornée. Dans ce cas, les collyres et les pommades sont inutiles. Il faut cautériser les taches trois fois par semaine avec le crayon de nitrate d'argent. Il est possible de continuer ce traitement pendant des années sans déterminer aucun accident, pourvu qu'on sache pratiquer ces cautérisations avec méthode, comme je vais l'indiquer, et distinguer les taches qu'on peut de celles qu'on ne doit pas brûler.

Précautions à prendre pour employer avec succès le nitrate d'argent contre les taches de la cornée.

1° Souvent, le caustique ayant été préalablement mouillé ou trop longtemps appliqué sur la tache, ou bien le malade ayant commis quelque imprudence en allant à l'air ou autrement, il arrive qu'après la cautérisation l'œil rougit beaucoup et que la tache devient plus grande ou plus épaisse. Il suffit alors de remplacer pendant quelques jours le nitrate d'argent par le crayon de sulfate de cuivre, pour voir bientôt disparaître les effets de cette forte brûlure faite avec la pierre infernale. Dès que ce résultat est obtenu, on recommence à cautériser la tache trois fois par semaine avec le crayon de nitrate d'argent. Quelquefois, dans ce cas, la guérison de la tache fait de rapides progrès, parce que la brûlure profonde a déterminé une salutaire inflammation.

2° Lorsque la tache est entretenue par une irritation mécanique occasionnée par la présence de granulations sur la conjonctive, ou de cils renversés en dedans, il faut toucher tous les jours la conjonctive avec le crayon de sulfate de cuivve et arracher les cils renversés à mesure qu'ils poussent.

3° Si des faisceaux vasculaires pénétrant dans la cornée n'ont pas disparu ou notablement diminué après 30 ou 40 cautérisations, il faut les inciser sur la sclérotique et porter la pierre infernale dans le fond de l'incision, dès qu'elle ne saigne plus. L'atrophie de ces vaisseaux anormaux est indispensable pour obtenir la guérison des taches de la cornée à l'aide du crayon de nitrate d'argent.

4° S'il existe des ulcérations superficielles ou profondes de la cornée, il faut d'abord les faire disparaître en les touchant tous les jours avec le crayon de sulfate de cuivre et le collyre au sulfate de zinc. Quand l'ulcération a disparu, on cautérise la tache trois fois par semaine avec la pierre infernale, ainsi qu'il a été dit plus haut. La précaution de n'employer le crayon de nitrate d'argent qu'après que l'ulcération de la cornée a disparu, est indispensable, surtout chez les adultes et les vieillards, pour éviter des accidents graves, tels que les abcès, le ramollissement ou même la fonte de la cornée, etc.

5° Enfin, les cautérisations avec le crayon de nitrate d'argent augmentent, chez quelques personnes, l'étendue et l'épaisseur des taches de la cornée. Cet effet fâcheux se produit généralement chez des adultes ou des vieillards ayant eu un grand nombre d'ophthalmies successives qui guérissent momentanément et se reproduisent pour la moindre cause. Chez ces personnes, dont la vue est notablement altérée par les taches qui résultent de ces ophthalmies passagères, la cornée est très-sensible et plus ou moins déformée, amincie et ramollie, en sorte que chez elles les cautérisations avec le crayon de nitrate d'argent, ou même avec le sulfate de cuivre, sont fort douloureuses et produisent l'augmentation de l'opacité de la cornée et la diminution de la consistance de cette membrane, ce qui peut déterminer de graves accidents, comme la formation d'un staphylôme, transparent ou opaque, etc. Ces cas ne sont pas rares, il faut savoir les reconnaître. Ils se distinguent d'ailleurs tout d'abord des autres par la douleur excessive et prolongée que produit alors la cautérisation. Il faut, dans ces cas particuliers, employer seulement les collyres au sulfate de zinc ou au nitrate d'argent à 10 centigrammes, et ne jamais faire usage de la pierre infernale en crayon.

Pourvu qu'on tienne compte des diverses indications et contre indications qui précèdent, on peut, toujours sans inconvénient, cautériser pendant plusieurs mois de suite les taches de la cornée avec le crayon de nitrate d'argent. Sous l'influence de ce traitement prolongé, plus de la moitié de ces taches disparaissent complétement, et les autres sont plus ou moins diminuées.

Ces cautérisations agissent d'autant mieux que le malade est plus jeune ; heureuse circonstance, car, ainsi que le fait remarquer le professeur de Walther (1), « les taches de la cornée constituent une des maladies oculaires les plus ordinaires et les plus fréquentes ; les suites et les effets en sont d'autant plus fâcheux que, pour la plupart, elles se manifestent dans les premières années de la vie, dès la plus tendre enfance, et qu'alors elles influent sur le reste de l'existence. »

Chez les adultes et chez les vieillards, pour tirer avantage de ces cautérisations, on est, plus souvent que chez les enfants, obligé de substituer le sulfate de cuivre au crayon de nitrate d'argent, lorsque ce dernier a produit une notable rougeur de l'œil et une opacité plus grande de la tache, ne revenant à la pierre infernale qu'après que l'effet de cette forte brûlure a disparu.

En résumé, il y a plus de précautions à prendre pour pratiquer les cautérisations chez les gens âgés que chez les enfants, et quoiqu'elles réussissent infiniment mieux chez ces derniers, néanmoins elles produisent souvent chez les premiers d'excellents résultats.

(1) *Loc. cit.*, p. 140.

Essais déjà faits.

Plusieurs praticiens ont employé, et même avec avantage, les cautérisations avec le nitrate d'argent contre les taches de la cornée ; mais c'est dans quelques cas particuliers, en général légers, et pendant un court espace de temps. Aucun n'a, que je sache, proposé d'appliquer ce traitement aux taches épaisses et pendant des années entières. Aussi, quand ces mêmes praticiens sont consultés pour un albugo ou un leucome datant de plusieurs années, ils disent qu'il n'y a rien à faire pour éclaircir la tache. Si celle-ci n'a pas envahi la totalité de la cornée, ils font une pupille artificielle en face du point resté transparent, opération qui souvent dans ce cas amène la fonte de l'œil, parce qu'on divise des tissus plus ou moins profondément altérés. Lorsque la tache occupe toute la cornée, ces praticiens déclarent, en général, la maladie incurable. J'ai guéri plusieurs de ces malades jugés incurables par d'habiles ophthalmologistes. Le traitement que j'emploie et que je fais connaître est donc nouveau, puisqu'il fait obtenir des guérisons considérées jusqu'à ce jour comme étant au-dessus des ressources de l'art.

Voici ce qu'on trouve dans les auteurs, relativement à l'emploi du crayon de nitrate d'argent dans les cas de taches de la cornée.

M. Velpeau dit (1) : « Dans les cas de nubécule avec excoriation, un léger attouchement avec la pierre infernale, répété plusieurs fois en quatre ou cinq jours d'intervalle, est encore un bon remède. Si la tache est profonde, d'autres ressources sont indispensables. »

M. Cunier rapporte (2) que M. Magne a, sur trois malades, obtenu « une amélioration réelle en pratiquant au centre de l'albugo une cautérisation superficielle à l'aide du crayon d'azotate d'argent taillé perpendiculairement à sa hauteur, et que ce praticien propose aussi de passer sur la cornée un pinceau mouillé d'huile et trempé dans la poudre de pierre-ponce. » La cautérisation avec le nitrate d'argent est donc pour M. Magne simplement un des nombreux moyens employés par lui dans quelques cas d'albugo.

« Le traitement des taches moyennes étroites, dit M. Desmarres (3), est absolument le même que celui des taches superficielles ; on pourra seulement y ajouter, à quelques jours de distance, selon la tolérance de

(1) *Loc. cit.*, p. 110.

(2) *Annal. d'ocul.*, t. XV, p. 141.

(3) *Loc. cit.*, p. 337.

l'œil, la cautérisation avec le nitrate d'argent même, quoi qu'en ait dit Weller, dans le cas où il existerait un dépôt opaque sous les lamelles externes demeurées saines dans la cornée. »

Mais M. Desmarres ne compte pas sur l'efficacité de ce moyen dans les cas graves ; car, six lignes plus loin, il dit : « Lorsque l'albugo est très-étendu, le traitement médical seul est insuffisant, surtout si la tache recouvre complétement la cornée, circonstance qui empêche de pratiquer l'opération de la pupille artificielle. » M. Desmarres conseille alors des ponctions ou des incisions, faites au centre de la tache, qui ont quelquefois, dit-il, « amené une transparence notable du pourtour de la cornée. »

C'est donc toujours pour des cas légers de taches de la cornée que les ophthalmologistes ont employé les cautérisations avec le crayon de nitrate d'argent, n'admettant pas que ces cautérisations guérissent les taches épaisses, ni qu'elles puissent être renouvelées longtemps sans danger.

Enfin, quelques praticiens, MM. Weller et Jacob, par exemple, proscrivent formellement ce remède dans les ophthalmies en général.

L'état de la science, relativement à l'emploi de la pierre infernale dans les cas d'opacité de la cornée, peut donc se résumer ainsi : *Le crayon de nitrate d'argent ne guérit que les taches récentes ou superficielles. Il est inutile et même dangereux d'en faire usage pour combattre les taches anciennes ou profondes.*

Les observations qui sont rapportées dans ce mémoire démontrent, au contraire, que le crayon de nitrate d'argent guérit également les taches anciennes ou profondes de la cornée, et qu'il peut être employé sans inconvénient dans un grand nombre de cas et pendant un temps fort long.

Je sais bien qu'on peut faire un grand abus du nitrate d'argent, qui est un remède fort dangereux quand il est employé indistinctement dans tous les cas de taches de la cornée ; et M. Desmarres a parfaitement raison de blâmer l'usage du caustique lunaire quand il existe une inflammation aiguë, une ulcération, un abcès, un ramollissement de la cornée, ou une hernie de l'iris. Mais, s'il est vrai qu'il est nécessaire de savoir distinguer les taches qui peuvent être cautérisées, il ne l'est pas moins qu'on peut brûler un très-grand nombre de fois certaines taches de la cornée sans occasionner d'accident fâcheux, et faire ainsi disparaître des taches produisant la cécité et regardées comme ineffaçables.

Il y a deux écueils : l'un d'aggraver le mal en cautérisant les taches qui ne doivent pas être brûlées ; l'autre, de le laisser persister par une inaction mal entendue. On s'est surtout préoccupé d'éviter le premier de ces dangers ; il faut également craindre le second, qui n'est pas moins nuisible. Augmenter le nombre des guérisons et diminuer celui des insuccès doit être le but constant de nos efforts.

Les taches jaunâtres, inégales, frangées, qui se produisent quelquefois par le dépôt du nitrate d'argent sur la cornée à la suite des cautérisations, sont un accident léger, car ces dépôts se détachent par petites écailles ou par plaques, en quelques mois. Elles peuvent d'ailleurs être facilement enlevées par l'abrasion, consistant ici à gratter légèrement la cornée.

Quant aux autres accidents occasionnés, dit-on, par l'emploi répété de la pierre infernale, tels que la destruction de la conjonctive et la formation d'un tissu inodulaire dur, inégal, dont la présence sous la paupière supérieure produit pour le globe de l'œil une gêne véritable et donne lieu à des inflammations panniformes, je ne les ai pas observés chez mes malades.

Voici quelques-uns des nombreux cas de taches anciennes ou profondes de la cornée, que nous avons guéris par des cautérisations faites avec le crayon de nitrate d'argent.

Observation I.

Albugo double, six ans de date, couvrant toute la cornée, produit par la variole, ayant été traité sans succès par plusieurs médecins. — Cautérisations pendant deux ans, d'abord trois fois, puis deux, ensuite une fois par semaine, avec le crayon de nitrate d'argent. — Guérison.

Godin (Jules), né le 28 avril 1844, rue Saint-Paul, 19, eut, en 1854, la petite vérole, qui produisit une double kératite et laissa sur les deux yeux un albugo recouvrant la totalité de la cornée. Le malade fut successivement soigné par MM. Alix et Sichel ; il fit pendant deux ans usage de la pommade de Desault, de Lyon, et de celle de la duchesse de Montebello. Depuis quatre ans il ne pouvait se conduire seul et ne distinguait pas le bord du trottoir, lorsqu'il fut amené à ma consultation, au mois de mars 1858. Sur les deux cornées il y a un albugo, non vasculaire, couvrant la totalité de la membrane ; les conjonctives ne présentent ni rougeur ni granulations.

Pendant deux mois je touche trois fois par semaine les deux cornées avec le crayon de nitrate d'argent, puis deux fois par semaine pendant quatre mois. Au bout de ce temps, c'est-à-dire au mois d'octobre 1858, il y a un mieux très-marqué : l'albugo des deux yeux s'est éclairci à la circonférence de la cornée, et le malade voit assez pour se conduire. Depuis cette époque, il vient tous les dix ou douze jours faire cautériser ses yeux. — Aujourd'hui, 15 mars 1860, le jeune garçon travaille et distingue, à une grande distance, même les petits objets, comme s'il n'avait jamais eu les yeux malades. Sur les deux cornées il ne reste qu'un léger nuage, qui s'éclaircit tous les jours, sous l'influence des cautérisations faites actuellement deux fois par mois.

Observation II.

Staphylôme opaque, six ans de date, couvrant toute la cornée gauche, traité sans succès par plusieurs médecins.— Cautérisations pendant dix-huit mois, d'abord trois fois, puis une fois par semaine, et enfin tous les quinze jours, avec le crayon de nitrate d'argent. — Guérison.

Bot (Henri), né le 29 avril 1847, rue Charenton, 228, fut atteint, en 1854, d'une ophthalmie que traitèrent plusieurs médecins, et entre autres M. Sichel. Après six mois de traitement, M. Sichel dit qu'il fallait continuer sa médication et attendre. Depuis cette époque, le malade, dont l'état de l'œil ne s'améliorait pas, n'a plus consulté de médecins ; il a seulement mis quelquefois dans ses yeux du sucre candi.

Au mois d'octobre 1858, il est amené à ma consultation. Il existe un staphylôme opaque envahissant à peu près toute la cornée gauche et formant une boule saillante d'un demi-centimètre, conique, ayant l'aspect de la porcelaine. La cornée n'est transparente que dans un point linéaire occupant la portion supérieure et formant le dixième environ de la membrane. A l'œil droit, un néphélion couvre la moitié inférieure de la cornée. Il n'y a pas de vaisseaux rouges sur les cornées ni de granulations sur les conjonctives. Le malade ne distingue rien avec son œil gauche, et avec l'œil droit il ne voit pas assez pour travailler.

Je cautérise tous les deux jours les cornées avec le crayon de nitrate d'argent pendant trois mois, puis une fois par semaine, la cornée gauche seulement, pendant six mois, enfin tous les 15 jours, jusqu'à présent.

Au 8 mars 1860, le néphélion de l'œil droit a disparu, le staphylôme de l'œil gauche a beaucoup diminué, il fait à peine saillie et n'occupe plus que le tiers inférieur de la cornée; les deux tiers supérieurs de cette membrane sont transparents. L'enfant voit bien des deux yeux, il travaille depuis plusieurs mois.

Observation III.

Albugo, non vasculaire, quinze mois de date, couvrant la moitié centrale de la cornée gauche, traité sans succès par plusieurs médecins. — Cautérisations pendant cinq mois, d'abord trois fois, puis deux, puis une fois par semaine, avec le crayon de nitrate d'argent. — Guérison.

Enkrig (Pierre-Dominique), né le 11 février 1849, rue de la Roquette, 29, eut, au mois d'août 1858, une ophthalmie catarrhale, qui a laissé à sa suite un albugo sur l'œil gauche. Le malade a été soigné pendant six mois par M. Marjolin, à la consultation de l'hôpital Sainte-Eugénie. Il est allé également à la consultation de la mairie de l'ancien 2me arrondissement.

Le 1er octobre 1859, il vient aux Quinze-Vingts. Il a un albugo, non vasculaire, placé au centre de la cornée gauche, couvrant le champ de la pupille, et troublant par cela même beaucoup la vision dans l'œil de ce côté. L'ophthalmie a disparu.

Je cautérise l'albugo trois fois par semaine pendant le mois d'octobre, deux fois par semaine pendant les mois de novembre et décembre, enfin tous les huit jours, depuis cette époque jusqu'à présent.

Au 8 mars 1860, l'albugo a disparu, il est remplacé par un léger nuage qui ne gêne pas la vision. Le malade voit fort bien des deux yeux.

Observation IV.

Albugo, non vasculaire, un an de date, couvrant la moitié centrale de la cornée gauche. — Cautérisations pendant neuf mois, d'abord deux fois, puis une fois par semaine, avec le crayon de nitrate d'argent. — Guérison.

Hermann (Léon), né le 12 mars 1853, rue Sedaine, 17, eut, au mois de juin 1858, une ophthalmie double, que M. Desmarres soigna pendant un an par des collyres, des purgatifs et un vésicatoire.

Le 1er juin 1859, le malade est amené à ma consultation. Il a un albugo, non vasculaire, couvrant la moitié centrale de la cornée gauche, et une kératite pustuleuse à l'œil droit.

Je cautérise deux fois par semaine l'albugo avec le crayon de nitrate d'argent, et les pustules de l'œil droit avec le sulfate de cuivre. Après trois mois de ce traitement, je cautérise l'albugo seul avec la pierre infernale, une fois par semaine. Au 15 mars 1860, la cornée droite est transparente dans toute son étendue, et la cornée gauche n'offre plus qu'un léger nuage. L'enfant voit très-bien des deux yeux.

Observation V.

Albugo, non vasculaire, deux ans de date, couvrant les trois quarts de la cornée gauche. — Cautérisations pendant quatre mois, d'abord deux fois, puis une fois par semaine. — Guérison.

Chote (Marie), née en 1851, Petite rue de Reuilly, 20, eut, en 1857, une kératite qui, après un traitement de deux mois, guérit, laissant une tache sur l'œil gauche.

Le 15 novembre 1859, la malade est amenée à ma consultation. Il existe un albugo, non vasculaire, occupant les trois quarts de la cornée gauche. La kérato-conjonctive est guérie.

Je cautérise la tache avec le crayon de nitrate d'argent, deux fois par semaine pendant un mois, une fois tous les huit jours pendant trois mois.

Au 8 mars 1860, l'albugo, qui avait diminué progressivement, a complétement disparu.

Observation VI.

Albugo, non vasculaire, couvrant la totalité de la cornée gauche. — Conjonctivite granuleuse aux deux yeux. — Cautérisations pendant quinze mois, d'abord trois fois, puis une fois par semaine, enfin tous les quinze jours, avec le crayon de nitrate d'argent. — Guérison.

Chamerla (Pauline), née en 1850, rue Beautreillis, 2, fut atteinte, en septembre 1857, d'une double ophthalmie qu'on traita d'abord par des collyres et des purgatifs.

Au mois de novembre suivant, la malade est amenée à ma consultation. Il y a aux deux yeux une conjonctivite granuleuse, et de plus, à l'œil gauche, un albugo, non vasculaire, occupant la totalité de la cornée, ce qui empêche complétement l'exercice de la vision dans l'œil de ce côté.

Je prescris un collyre au nitrate d'argent à 15 centigrammes, un purgatif, et je touche les deux conjonctives avec le crayon de sulfate de cuivre. Deux jours après, je cautérise l'albugo avec le crayon de nitrate d'argent. Je pratique de nouvelles cautérisations avec la pierre infernale trois fois par semaine, pendant trois mois, une fois par semaine pendant six mois, et tous les 15 jours pendant six autres mois, c'est-à-dire jusqu'en février 1859, le collyre ayant été également continué jusqu'à cette époque, matin et soir. Alors tout traitement est arrêté, l'albugo a disparu ; il est remplacé par un léger nuage; les granulations et la conjonctivite double n'existent plus.

J'ai revu la petite fille au mois d'octobre dernier. Elle n'a fait aucun traitement pour se yeux depuis le mois de février précédent. La vision est parfaite. Le nuage de l'œil gauche est imperceptible. L'enfant, qui va tous les jours à l'école, lit également bien avec l'un ou l'autre de ses yeux.

Observation VII.

Albugo double, non vasculaire, couvrant la moitié centrale des deux cornées. — Cautérisations pendant neuf mois, d'abord trois fois, puis une fois par semaine, avec le crayon de nitrate d'argent. — Guérison.

Missottin, Augustine, née en 1849, faubourg Saint-Antoine, 56, eut, au mois d'avril 1859, une ophthalmie catarrhale, qui fut d'abord soignée avec des collyres et des purgatifs.

Le 10 mai suivant, la malade fut amenée à ma consultation. Il y a, sur les deux cornées, un albugo, non vasculaire, occupant la moitié centrale de la membrane, et nuisant beaucoup à la vision. La double conjonctivite est guérie.

Je cautérise l'albugo des deux yeux trois fois par semaine pendant trois mois, et une fois par semaine depuis le mois d'août.

Au 8 mars 1860, l'albugo droit a complétement disparu, et le gauche est réduit au volume d'une tête d'épingle. La petite fille travaille, elle voit très-bien des deux yeux.

Observation VIII.

Albugo, non vasculaire, occupant la moitié centrale de la cornée gauche. — Cautérisations pendant dix mois, d'abord deux fois par semaine, ensuite à des époques non régulières, avec le crayon de nitrate d'argent. — Guérison.

Pobel, François, né le 31 mars 1843, rue des Charbonniers-St-Antoine, 8, eut, au mois de septembre 1858, une kératite pustuleuse à l'œil gauche, soignée d'abord avec des collyres.

Au mois de novembre suivant, le malade me fut amené. La kératite avait disparu, les pustules étaient remplacées par un albugo couvrant la moitié centrale de la cornée gauche.

Je cautérise l'albugo avec la pierre infernale deux fois par semaine, pendant deux mois, et ensuite fort irrégulièrement, parce que le malade, presque guéri, ne vient plus avec exactitude.

Au mois de septembre 1859, l'œil droit est également atteint de kératite pustuleuse. Je touche, deux fois la semaine, les pustules avec le crayon de sulfate de cuivre, et je prescris un collyre au sulfate de zinc.

Aujourd'hui, 15 mars 1860, les deux cornées sont transparentes ; seulement il existe à gauche un léger nuage dont l'enfant ne s'aperçoit pas en travaillant. Il voit bien des deux yeux.

Observation IX.

Albugo, vasculaire, dix-huit mois de date, couvrant les deux tiers de la cornée gauche.— Soigné sans succès par plusieurs médecins.— Cautérisations pendant cinq mois, d'abord avec le sulfate de cuivre, puis avec le crayon de nitrate d'argent. — Guérison.

Roques, Valentine, née le 5 juin 1849, rue de la Madeleine, 6, eut, au mois de février 1858, une ophthalmie double, qui fut soignée par MM. Déclat, Ducommun et Magne.

Le 15 octobre 1859, je vois la malade à ma consultation. L'œil droit est guéri. La cornée gauche a sur sa moitié externe une tache bleuâtre et vasculaire, qui couvre tout le champ de la pupille et empêche complétement la vision dans l'œil de ce côté. Plusieurs vaisseaux venant de la conjonctive pénètrent dans la tache par son côté externe.

Je touche l'albugo deux fois par semaine avec le crayon de sulfate de cuivre, et je prescris l'instillation matin et soir, dans l'œil, de deux gouttes de collyre au sulfate de zinc. Après deux mois de ce traitement, la rougeur de l'angle externe de l'œil gauche disparaît, et les vaisseaux de la conjonctive pénétrant dans la tache diminuent beaucoup de volume. Alors, je cautérise l'albugo avec le crayon de nitrate d'argent deux fois par semaine, et quand cette cautérisation est trop douloureuse, je remplace pendant quelques jours la pierre infernale par le crayon de sulfate de cuivre.

Au 15 mars 1860, il n'existe sur la cornée gauche qu'un léger nuage qui ne trouble pas la vision dans l'œil de ce côté. La jeune malade voit bien des deux yeux.

Observation X.

Albugo double, plus de deux ans de date, couvrant toute la cornée droite et la moitié centrale de la cornée gauche. — Traité sans succès pendant 15 mois à l'hôpital Sainte-Eugénie.— Cautérisations pendant six mois, d'abord trois fois puis une fois par semaine, avec le crayon de nitrate d'argent. — Guérison complète de l'œil gauche et à peu près complète de l'œil droit.

Lecler (Victorine), née le 5 août 1853, demeurant à Bercy, rue du Commerce, 33, d'un tempérament lympathique, eut, au mois de juillet 1855, une ophthalmie double qui fut soignée pendant quinze mois par M. Marjolin, à la consultation de l'hôpital Sainte-Eugénie, avec des purgatifs et un collyre au nitrate d'argent. Le mal ne diminuant pas, la malade est amenée à ma consultation, aux Quinze-Vingts, le 3 décembre 1857.

La conjonctive des deux yeux est rouge, gonflée et couverte de granulations; sur la cornée droite il y a un albugo, non vasculaire, occupant la totalité de la membrane; sur la cornée gauche il existe un albugo qui envahit tout le champ pupillaire et qui contient des vaisseaux rouges dans son épaisseur. La malade ne voit que très-peu de l'œil gauche et pas du tout de l'œil droit. Il y a de la photophobie. Aux lèvres et à l'entrée des fosses nasales on voit des pustules et des croûtes d'impétigo.

Je prescris des purgatifs, une solution d'iodure de potassium, un bon régime, une pommade au précipité blanc pour les lèvres et le nez ; puis je cautérise les deux cornées deux fois par semaine avec le crayon de nitrate d'argent pendant deux mois, ensuite une fois par semaine pendant quatre mois. A cette époque, c'est-à-dire en juillet 1858, l'œil gauche est parfaitement guéri et l'albugo de l'œil droit a diminué de moitié. Je continue depuis lors à cautériser la cornée droite avec la pierre infernale une ou deux fois par mois, la petite fille, presque guérie, n'étant plus amenée à des époques régulières. Elle reste quelquefois trois mois sans venir à la consultation.

Au 15 mars 1860, l'albugo de l'œil gauche, qui avait disparu depuis près de deux ans, ne s'est pas reproduit; l'albugo de l'œil droit, qui envahissait toute la cornée, ne couvre plus que le tiers inférieur de cette membrane, dont la transparence est parfaite au niveau du champ de la pupille; la malade voit bien des deux yeux; l'impétigo des lèvres et du nez est guéri. Quelques cautérisations feront disparaître ce qui reste encore de l'albugo de l'œil droit.

Observation XI.

Leucome double non vasculaire, deux ans de date, couvrant les deux cornées en totalité. — Cautérisations pendant six mois, d'abord trois fois, puis deux fois par semaine, avec le crayon de nitrate d'argent. — Disparition du leucome dans les deux tiers de la cornée gauche et dans le tiers de la cornée droite. — Vision revenue aux deux yeux.

Pic (Marie-Adrienne), née au mois de mars 1857, rue Charonne, 5, eut, à l'âge de cinq mois, dans son pays, près Vesoul, une ophthalmie purulente qui détermina la formation d'une double tache de la cornée. Depuis cette époque, la malade est complétement aveugle.

Le 14 août 1859, elle est amenée à Paris et portée à ma consultation. Aux deux yeux il y a un leucome non vasculaire, occupant la totalité de la cornée. L'œil droit est aplati en avant et semble atteint d'un commencement de phthisie. La cornée gauche a sa convexité normale, mais, comme la droite, elle est complétement opaque. Les deux yeux sont constamment agités par un nystagmus transversal. Les conjonctives ne sont pas malades.

Je cautérise les deux cornées avec le crayon de nitrate d'argent, trois fois par semaine jusqu'à la fin du mois d'août. M'étant absenté de Paris pendant le mois de septembre, la malade est portée chez M. Desmarres, qui déclare le mal incurable et tout traitement inutile.

A mon retour, au 1er octobre, la malade est de nouveau menée a ma consultation. Je continue l'usage des cautérisations avec la pierre infernale deux fois par semaine jusqu'au 20 mars 1860. A cette époque, le leucome du côté gauche s'est éclairci par sa circonférence ; il n'occupe plus que le tiers central de la cornée; la malade distingue, avec cet œil, tous les objets un peu volumineux qu'on lui présente : une pomme, du papier, un porte-plume, etc. L'œil droit a repris sa convexité normale, et le leucome de ce côté s'éclaircit également par sa circonférence. Le nystagmus a beaucoup diminué, et tout fait espérer que la vision va se rétablir parfaitement dans les deux yeux par la continuation des cautérisations que la petite malade supporte très-bien.

Observation XII.

Albugo double, vasculaire, six mois de date, couvrant les deux cornées en totalité, conjonctivite catarrhale, granulations, photophobie. — Cautérisations pendant cinq mois tous les jours avec le crayon de nitrate d'argent et de sulfate de cuivre. — Guérison.

Michel (Augustine), née en 1845, d'un tempérament lymphatique, demeurant à Montmartre, chaussée Clignancourt, 11, eut, au mois de mai 1858, une double ophthalmie, contre laquelle M. Magne employa longtemps des pommades sans succès.

Au mois d'octobre suivant la malade vient à ma consultation. Elle a, sur les deux yeux, un albugo couvrant la totalité de la cornée et produisant une cécité complète. Il existe une double conjonctivite catarrhale, de la photophobie, des granulations et des vaisseaux rouges formant des arborisations sur la conjonctive et sur la cornée des deux yeux.

Je prescris l'usage d'un collyre au nitrate d'argent, des purgatifs et de l'iodure de potassium. Je touche le double albugo et les granulations avec le crayon de nitrate d'argent. La malade vient tous les jours pendant cinq mois; elle est cautérisée chaque fois, soit avec la pierre infernale, soit avec le sulfate de cuivre, quand le nitrate d'argent a produit une douleur et une rougeur trop vives.

Au mois de février 1859, la conjonctivite, les granulations et la phothobie ont disparu ; les deux cornées sont transparentes et dépourvues de vaisseaux rouges. La malade voit bien des deux yeux. Elle travaille tous les jours à la couture depuis cette époque.

Observation XIII.

Albugo double, vasculaire, plusieurs années de date, couvrant les deux cornées en totalité. — Conjonctivite catarrhale, granulations, photophobie. — Traitée longtemps sans succès par plusieurs médecins. — Cautérisations pendant quatre mois et demi, d'abord tous les jours, puis une fois par semaine. — Guérison.

Billault (Léontine), née en 1843, d'un tempérament lymphatique, faubourg Saint-Antoine, 133, passage de la Main-d'Or, 8, a eu des ophthalmies depuis l'âge de 5 ans. Lorsqu'une maladie se montrait sur un autre organe, celle des yeux diminuait pour reprendre avec intensité dès que la nouvelle affection avait disparu. Plusieurs traitements ont été suivis. Les pommades de Lyon, de la veuve Farnier, etc.; les collyres au sulfate de zinc, au nitrate d'argent, ont été vainement employés ; MM. Sichel, Marjolin et d'autres médecins ont donné des soins à la malade.

Le 1er avril 1858, elle est amenée à ma consultation. Il existe aux deux yeux une conjonctivite catarrhale avec larmoiement et photophobie; la conjonctive palpébrale est rouge, gonflée et couverte de granulations ; la conjonctive oculaire est parcourue par de grosses veines qui passent sur la cornée et forment sur cette dernière membrane des arborisations nombreuses. Un albugo vasculaire occupe la totalité des deux cornées. La malade est amenée par sa mère, elle n'y voit pas pour se conduire.

Je prescris un traitement général : iodure de potassium, vin de quinquina, houblon, bon régime. Je fais instiller, matin et soir, dans les yeux, deux gouttes d'un collyre au nitrate d'argent à 20 centigrammes et je cautérise les cornées et les conjonctives avec la pierre infernale. Ces cautérisations sont renouvelées tous les jours pendant un mois, puis deux fois la semaine pendant deux mois, et enfin tous les huit jours jusqu'au 15 août suivant. A cette époque, la malade est guérie ; les deux cornées sont transparentes, la conjonctivite, les vaisseaux rouges et les granulations ont disparu. La jeune fille voit bien des deux yeux, elle entre dans un magasin de passementerie. Depuis lors elle n'a pas interrompu son travail, elle n'a plus mal aux yeux.

Observation XIV.

Albugo, non vasculaire, couvrant les deux tiers de la portion centrale de la cornée droite. — Cautérisations, pendant un mois, avec la pierre infernale, et durant quatre mois avec le sulfate de cuivre. — Guérison.

Melle Thomas (Julie), née en 1841, rue Saint-Paul, 42, eut, au mois de janvier 1859, une ophthalmie qui fut d'abord soignée par des collyres peu actifs.

Le 1er mars suivant, la malade est amenée chez moi. Il y a un albugo, non vasculaire, qui couvre les deux tiers de la portion centrale de la cornée droite. L'œil est peu rouge, la conjonctivite a presque disparu. La malade ne voit pas de l'œil droit. Le gauche est sain.

Je cautérise l'albugo trois fois par semaine, pendant un mois, avec le crayon de nitrate d'argent ; puis, pendant quatre mois, avec le sulfate de cuivre. Au mois d'août suivant, l'albugo a disparu ; il est remplacé par un nuage qui n'occupe qu'un tiers du champ de la pupille et ne trouble guère la vision. La jeune fille reprend son travail de lingère et cesse le traitement. Je l'ai vue le 25 mars 1860; le nuage a beaucoup diminué, en l'absence de toute médication et malgré la continuation non interrompue du travail à l'aiguille.

Observation XV.

Albugo double, vasculaire, plus d'un an de date, couvrant la totalité des deux cornées. — Cautérisations pendant huit mois, d'abord deux fois, puis une fois par semaine, avec le crayon de nitrate d'argent. — Guérison. — Récidive. — Nouvelles cautérisations tous les trois jours pendant trois semaines. — Guérison.

Boulogne (Gabrielle), née en 1852, demeurant à Belleville, rue des Rigolles, 83, d'un tempérament lymphatique, eut, en 1857, une ophthalmie catarrhale pour laquelle on employa des collyres peu actifs.

Au mois d'octobre 1858, elle est amenée à ma consultation. Les conjonctives sont rouges, gonflées, fongueuses et couvertes de granulations; les cornées sont envahies en totalité par un albugo traversé de nombreux vaisseaux rouges provenant de la conjonctive. Sur les paupières et sur une partie des joues il y a des pustules et des croûtes d'impétigo. La malade ne voit plus assez pour se conduire.

Je prescris un traitement général tonique, des purgatifs, une pommade au goudron pour l'impétigo, un collyre au nitrate d'argent, à 20 centigrammes, et je cautérise les cornées et les conjonctives avec la pierre infernale deux fois par semaine pendant deux mois, puis une fois par semaine pendant les six mois suivants. A cette époque, c'est-à-dire au mois d'août 1859, les deux cornées sont transparentes; la double conjonctivite, les vaisseaux rouges, les granulations et les pustules d'impétigo ont disparu. La petite fille voit bien des deux yeux.

Le 1er mars 1860, elle m'est amenée de nouveau. La conjonctivite catarrhale s'est reproduite et a produit une suffusion qui obscurcit les deux cornées. Quelques cautérisations avec la pierre infernale font disparaître cette suffusion et la conjonctivite qui l'a causée. Le 25 mars courant, la malade voit bien des deux yeux. Les cautérisations seront continuées un ou deux mois pour prévenir le retour de la maladie.

Observation XVI.

Albugo, vasculaire, sept ans de date, couvrant les deux tiers de la portion centrale de la cornée droite. — Cautérisations pendant trois mois, deux fois par semaine, avec la pierre infernale ou avec le crayon de sulfate de cuivre. — Disparition de l'albugo; il reste un léger nuage.

Pillon (Joseph), né le 15 juin 1834, rue de Bercy-Saint-Antoine, 29, a eu, jusqu'à l'âge de 10 ans, des ophthalmies fréquentes, qui ont disparu pendant neuf années. En 1853, ce jeune homme, habitant la campagne, fut atteint d'une conjonctivite catarrhale double pour laquelle il vint à Paris et se fit soigner par M. Desmarres. Divers collyres furent employés, des vaisseaux pénétrant dans la cornée furent coupés. Après trois mois de traitement, le malade retourna chez lui. La conjonctivite était guérie, mais il restait sur la cornée droite une tache assez épaisse pour troubler notablement la vision dans l'œil de ce côté.

Pendant six ans ce jeune homme a pu se livrer aux travaux de la campagne en se servant à peu près exclusivement de l'œil gauche.

Au mois de juin 1859, il eut une nouvelle ophthalmie intense pour laquelle il réclama encore les soins de M. Desmarres. Durant six mois il fut soumis à un traitement à peu près semblable au premier : collyres, purgatifs, sections des vaisseaux pénétrant dans la cornée, etc.

Le 15 décembre 1859, le malade est amené à ma consultation. La conjonctivite est guérie ; il reste un albugo couvrant les deux tiers de la portion centrale de la cornée droite et présentant dans son épaisseur trois ou quatre gros vaisseaux rouges. Le malade ne distingue aucun objet avec son œil droit. Il voit seulement de l'œil gauche.

Je cautérise l'albugo avec le crayon de nitrate d'argent deux fois par semaine pendant un mois. Au bout de ce temps, le malade ayant fait de nombreuses courses et par suite enflammé son œil, je remplace la pierre infernale, pendant un mois, par le crayon de sulfate de cuivre. Au 15 février la rougeur de l'œil ayant disparu, je cautérise de nouveau la cornée droite, deux fois par semaine, avec le crayon de nitrate d'argent.

Le 25 mars 1860, l'albugo et les vaisseaux qui le parcouraient ont disparu ; il ne reste qu'un léger nuage gênant peu la vision. Le malade distingue bien la forme et la couleur des objets avec l'œil droit, dont il ne voyait pas depuis sept ans.

Observation XVII.

Albugo double, vasculaire, quatre ans de date, couvrant les deux tiers des cornées, conjonctivite, granulations, photophobie. — Cautérisations pendant six mois, d'abord deux fois, puis une fois par semaine, avec le crayon de nitrate d'argent. — Guérison.

Sekcer (Héloïse), née le 27 septembre 1841, fille d'un pensionnaire interne des Quinze-Vingts, a eu mal aux yeux depuis son enfance. Plusieurs médecins lui ont donné des soins pour des conjonctivites qui, il y a six ans, déterminèrent la formation de taches sur les cornées.

Au mois de février 1858, la malade vient me consulter. Il y a de la photophobie, une double conjonctivite catarrhale avec des granulations. Les deux cornées sont couvertes par un albugo, vasculaire, occupant les deux tiers de la membrane. La malade y voit à peine pour se conduire.

Je cautérise les deux cornées avec la pierre infernale deux fois par semaine pendant trois mois, puis tous les huit jours durant quatre mois. Au bout de ce temps, c'est-à-dire en septembre 1858, la malade est guérie. La conjonctivite, les granulations et l'albugo des deux yeux ont disparu. Les cornées sont transparentes, et la jeune fille voit bien des deux yeux. Depuis cette époque elle travaille à la couture et ses yeux n'ont plus été malades.

Observation XVIII.

Albugo, vasculaire, couvrant la moitié centrale de la cornée droite. — Cautérisations deux fois par semaine pendant trois mois et demi avec le crayon de nitrate d'argent. — Guérison.

Riehl (Louise), née le 15 février 1853, d'un tempérament lymphatique, rue du Val-Sainte-Catherine, 19, eut, au mois d'octobre 1859, une ophthalmie qui fut soignée par des collyres et des purgatifs.

Le 15 novembre suivant, elle est amenée chez moi. Il existe, du côté droit, une conjonctivite catarrhale, de la photophobie et un gonflement des paupières. La cornée est couverte par une tache blanche, vasculaire et occupant la moitié du champ de la pupille. L'entrée des fosses nasales est croûteuse et la lèvre supérieure est gonflée.

Je prescris un régime tonique, une pommade au précipité blanc pour le nez; puis je touche la cornée droite avec le crayon de nitrate d'argent. Je renouvelle ces cautérisations deux fois la semaine jusqu'à la fin de février 1860. A cette époque, la photophobie, la conjonctivite, les vaisseaux de la cornée, le gonflement des paupières et de la lèvre supérieure, les croûtes du nez ont disparu; la tache de la cornée droite est réduite à la grosseur d'un petit grain de sable; elle disparaîtra sans autre traitement. Elle ne gêne, d'ailleurs, nullement la vision.

Observation XIX.

Albugo double (suffusion), couvrant la totalité des deux cornées, ophthalmie purulente, gonflement considérable des paupières. — Cautérisations tous les jours, pendant deux semaines, avec le crayon de nitrate d'argent. — Guérison.

Croizon (Octavie), née le 23 janvier 1859, rue d'Aval, 11, eut, six jours après sa naissance, une ophthalmie purulente à l'œil gauche, et trois jours ensuite la même affection à l'œil droit.

Elle est apportée dans mon cabinet le 4 février suivant. Les paupières sont rouges et gonflées. Il est difficile de les écarter l'une de l'autre. Un jet de pus sort de chacun des yeux lorsqu'on sépare les deux paupières. La conjonctive est rouge et couverte d'un pus crémeux. La cornée est blanche, aplatie et comme flétrie. On ne peut apercevoir l'iris à travers l'albugo qui envahit les deux cornées.

Je touche la conjonctive des deux yeux avec le crayon de nitrate d'argent et je recommande d'instiller trois fois par jour, entre les paupières, quelques gouttes d'un collyre au nitrate d'argent, à 20 centigrammes. Je vois tous les jours la malade jusqu'au 17 février courant, et chaque fois je passe la pierre infernale sur la conjonctive et sur la cornée des deux yeux.

Le 17 février, le gonflement des paupières a disparu, les cornées ont repris leur convexité normale; la gauche est complétement transparente, il ne reste sur la cornée droite qu'un léger nuage qui trouble à peine la vue. A partir du 17 février 1858, la petite fille n'est plus portée chez moi, elle est guérie.

Observation XX.

Albugo double (suffusion), couvrant la totalité des deux cornées, ophthalmie purulente, rupture de la cornée gauche, sortie du cristallin. — Cautérisations pendant six mois, d'abord tous les jours et puis deux fois par semaine, avec le crayon de nitrate d'argent. — Guérison.

Soupir (Lucie), née le 4 juillet 1859, rue de Bercy-Saint-Antoine, 29, fut atteinte, trois jours après sa naissance, d'une double ophthalmie purulente, pour laquelle sa mère ne fit que de simples lotions d'eau froide. La mal augmenta, et bientôt les paupières se tuméfiant couvrirent le globe de l'œil, laissant échapper, lorsqu'on les écartait, une assez grande quantité de pus.

Le 19 juillet, la malade, âgée alors de 15 jours, entra avec sa mère à l'hôpital Saint-Antoine, où elle resta une semaine. Pendant ce temps on instilla une fois par jour, entre les paupières, quelques gouttes d'un collyre au nitrate d'argent. Le 26 juillet, Mme Soupir étant guérie retourna chez elle, emportant sa fille, qui était plus souffrante qu'avant d'entrer à l'hôpital.

Le 30 juillet 1859, la petite malade est aportée à ma consultation. Les paupières des deux yeux sont rouges et très-gonflées. Ne pouvant les écarter avec les doigts, je me sers d'un élevateur plein. Dès que la paupière supérieure est soulevée, un flot de pus s'échappe de l'œil droit, dont la cornée est complétement opaque ; la cornée gauche amincie, saillante, en forme de staphylôme, se rompt et laisse échapper le cristallin avec une portion de l'humeur aqueuse.

Je cautérise la conjonctive des deux yeux avec la pierre infernale et je prescris l'introduction, matin et soir, à droite et à gauche, d'un collyre au nitrate d'argent à 20 centigrammes. Je pratique de nouvelles cautérisations tous les jours pendant 2 semaines, et tous les deux jours durant les deux semaines suivantes. Au bout de ce temps, c'est-à-dire le 1er septembre 1859, les deux yeux n'offrent plus de traces d'ophthalmie purulente, l'ouverture de la cornée gauche est fermée, il reste un albugo couvrant la totalité de la cornée droite et une opacité de même nature occupant les deux tiers inférieurs de la cornée gauche.

M'étant alors absenté pendant un mois, Mme Soupir porta son enfant à la consultation de l'hôpital Sainte-Eugénie. M. Marjolin dit que la petite malade ne verrait jamais de l'œil droit et qu'elle verrait peu de l'œil gauche. N'ayant pas fait soigner sa fille pendant mon absence, Mme Soupir me la ramène au 1er octobre. Des cautérisations avec le crayon de nitrate d'argent sont faites deux fois par semaine sur les deux cornées, pendant 5 mois.

Au 1er mars 1860, l'œil gauche est guéri, toute la cornée est transparente, et la petite fille voit fort bien avec cet œil. La cornée droite est transparente dans ses deux tiers supérieurs, le tiers inférieur ayant encore un léger nuage qui disparaîtra bientôt, même sans traitement. La malade voit d'ailleurs bien de l'œil droit, qui est atteint de strabisme convergent.

Observation XXI.

Albugo double (suffusion), couvrant la totalité des deux cornées, ophthalmie purulente, double kératocèle, ouvert du côté droit. — Cautérisations pendant cinq mois, d'abord tous les jours, puis deux fois la semaine, enfin à des époques irrégulières. — Guérison, non encore complète, mais qui le sera bientôt.

Vestigo (Edouard), né le 4 septembre 1859, passage Tocanier, 21, faubourg Saint-Antoine, eut le 9 septembre une ophthalmie purulente double, qui fut d'abord traitée par des collyres. Le 25 septembre, le malade, ayant trois semaines, est successivement porté à la consultation de l'hôpital Saint-

Antoine et de l'hôpital Sainte-Eugénie. MM Morel-Lavallée et Marjolin déclarent le mal incurable et proposent des irrigations d'eau froide, qui ne sont pas faites.

Le 1er octobre 1859, je vois le malade aux Quinze-Vingts. Aux deux yeux les paupières sont rouges et gonflées au point qu'il est fort difficile de les écarter assez pour apercevoir la cornée dans leur intervalle ; la conjonctive palpébrale est gonflée, rouge, saignante et couverte de pus ; la conjonctive oculaire est également gonflée et forme un chémosis complet assez prononcé ; la cornée est d'un blanc laiteux, affaissée et comme flétrie, en sorte que la partie extérieure du globe de l'œil a perdu sa convexité.

Je touche avec le crayon de nitrate d'argent plusieurs points de la conjonctive palpébrale et oculaire des deux yeux, et je prescris un collyre au nitrate d'argent à 20 centigrammes, à instiller matin et soir entre les paupières. Ce traitement est continué tous les jours jusqu'au 8 octobre. A cette époque, la rougeur, le gonflement et le pus des conjonctives ont disparu; le malade ouvre les yeux et peut dormir. Les cornées sont toujours blanches et aplaties.

Du 8 au 15 octobre, je cautérise tous les deux jours les cornées avec la pierre infernale et je fais continuer l'usage du collyre au nitrate d'argent. Au 15 octobre, le centre des cornées se soulève et forme un kératocèle. Les cautérisations sont cessées et le collyre est continué. Le 30 octobre, le kératocèle droit s'ouvre et donne issue à une matière noirâtre. Le kératocèle gauche s'affaisse et devient opaque. Au 4 novembre, les cautérisations avec le nitrate d'argent sont reprises et faites 2 fois par semaine ; l'ouverture de la cornée droite se ferme bientôt, les chambres de l'œil se remplissent d'humeur aqueuse, et les deux yeux reprennent en avant leur convexité normale. Depuis le 15 novembre les cautérisations sont faites avec irrégularité ; la mère du malade étant moins inquiète des yeux de son enfant, néglige souvent de l'apporter à la consultation.

Le 20 mars 1860, les cornées se sont éclaircies par leur circonférence. Le petit malade voit bien les objets qu'on lui présente. Quelques cautérisations encore finiront d'enlever le nuage qui reste sur le centre des deux cornées.

J'ai guéri une infinité d'autres personnes qui avaient des taches anciennes ou profondes de la cornée, et dont je n'ai pris ni le nom ni l'adresse. Dès que ces malades voyaient assez bien pour pouvoir travailler, ils ne venaient plus chez moi ; je les perdais donc de vue au moment où j'aurais dû les inscrire sur la liste des guérisons. J'ai le souvenir d'un très-grand nombre de faits de ce genre. Je n'ai point parlé ici des cas de taie ou taches légères, guéris par les cautérisations avec la pierre infernale. Qui peut le plus pouvant nécessairement le moins, je n'ai pas cru utile d'en rapporter des observations, dont j'ai cependant une grande quantité.

Conclusions.

De tout ce qui a été dit dans ce mémoire sur l'état de la science et sur mes recherches relativement aux taches de la cornée, et des observations que j'ai rapportées à l'appui de mes assertions, on peut, à mon avis, tirer les conséquences suivantes :

1° Les taches anciennes et profondes de la cornée, une de ces affections très-fréquentes contre lesquelles les médecins de tous les temps ont employé un nombre prodigieux de remèdes, ne sont encore aujourd'hui que fort rarement guéries.

2° Actuellement les praticiens se bornent, en général, à traiter les taches récentes et légères, abandonnant les taches anciennes et profondes aux soins inespérés de la nature.

3° Quand les taches de la cornée sont larges et profondes, elles abolissent la vision.

4° Ces taches, qui se montrent surtout dans l'enfance et la jeunesse, faisant de jeunes aveugles, enlèvent à la société les membres qui pourraient lui être le plus utiles.

5° On peut, par des cautérisations avec le crayon de nitrate d'argent, et convenablement faites, guérir un grand nombre de ces taches de la cornée que la science, jusqu'à ce jour, a regardées comme incurables.

6° Il suffit, pour obtenir ces guérisons, de savoir distinguer les cas et pousser assez loin l'emploi méthodique du traitement, car j'ai démontré que, dans ces deux conditions, il est habituellement efficace et toujours sans danger.

7° Des milliers de personnes, qui deviennent définitivement aveugles, conserveraient la vue, si tous les praticiens mettaient exactement en usage la méthode curative que j'ai fait connaître dans ce travail.

8° En démontrant par des expériences nombreuses, dont quelques-unes sont rapportées dans ce travail, que les cautérisations avec le crayon de nitrate d'argent, quand elles sont fréquemment répétées pendant plusieurs mois de suite, font disparaître un grand nombre de taches anciennes et profondes de la cornée; en faisant connaître celles de ces taches qui sont éclaircies par de fréquentes cautérisations et en indiquant les précautions à prendre pour que ces applications du caustique lunaire soient efficaces et sans danger, je crois avoir enrichi la science d'un mode nouveau de traitement à l'aide duquel on guérit des maladies graves de l'œil, généralement regardées jusqu'à ce jour comme étant au-dessus des ressources de l'art.

FIN.

www.ingramcontent.com/pod-product-compliance
Ingram Content Group UK Ltd.
Pitfield, Milton Keynes, MK11 3LW, UK
UKHW020356250726
13967UKWH00005B/2310